DE L'EMPLOI MÉDICAL

DES

SEMENCES DE PHELLANDRIE

Par

J.-D. BELUGOU,

PHARMACIEN DE PREMIÈRE CLASSE.

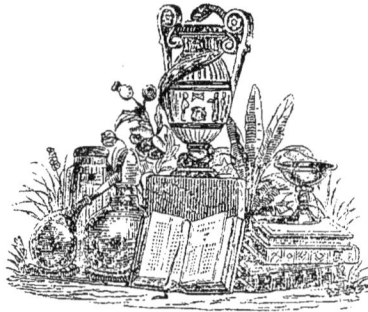

MONTPELLIER,

TYPOGRAPHIE DE PIERRE GROLLIER, RUE DES TONDEURS, 9.

1855.

Monsieur le docteur,

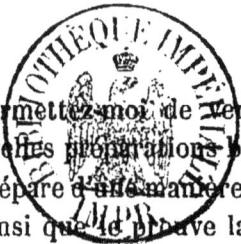

Permettez-moi de venir appeler votre attention sur de nouvelles préparations balsamiques à base de phellandrie que je prépare d'une manière toute particulière dans mon officine.

Ainsi que le prouve la Notice ci-jointe, les semences de phellandrie jouissaient, au commencement de ce siècle, d'une grande réputation comme spécifique dans les maladies de poitrine. Malgré tout ce qui avait été écrit sur les propriétés remarquables de ces semences, la plupart des médecins français les regardaient comme tombées en désuétude, lorsque, dans ces derniers temps, de nouvelles expériences vinrent confirmer les données des premiers observateurs.

Malheureusement, à côté des avantages que présente ce médicament, se trouve un inconvénient réel, celui de déplaire par sa saveur au plus grand nombre de malades lorsqu'il est administré en poudre sans aucun correctif.

Plusieurs docteurs de notre ville, ayant voulu s'assurer par eux-mêmes des ressources qu'on pouvait retirer de l'emploi de la phellandrie, nous prièrent de trouver des préparations pharmaceutiques qui, tout en conservant les vertus médicinales de ces semences, pussent être présentées aux malades sous des formes agréables dans leur administration.

1855

Ce n'est qu'après de nombreux essais et en réunissant les balsamiques à la phellandrie, que nous sommes parvenus à obtenir des formules qui remplissent le but désiré.

La pulvérisation par intermède et la digestion de ces graines à une température convenable et en vase clos, nous donnent un sirop aussi actif que les semences elles-mêmes prises en nature. Le parfum spécial des balsamiques masque complétement le goût de ce médicament, et les malades le prennent sans aucune répugnance.

Quoique notre sirop puisse remplir le plus grand nombre des indications, et qu'il soit agréable au goût, nous avons cru bien faire de préparer, en outre, une poudre balsamique à base de phellandrie, afin de satisfaire MM. les Docteurs qui préfèrent administrer la graine pulvérisée. Cette dernière préparation sera surtout utile dans les cas où les doses de phellandre doivent être élevées à des quantités assez considérables.

Notre poudre de phellandrie est associée au saccharolé de lichen parfumé au baume de Tolu. Ce mélange augmente les propriétés pectorales et balsamiques de la semence, tout en modifiant agréablement sa saveur.

Veuillez vous rappeler, Monsieur le Docteur, que chaque cuillerée à bouche de notre *sirop balsamique* représente *un gramme* de semences de phellandrie, et qu'une même quantité de notre *poudre balsamique* contient le double de ces mêmes graines, soit *deux grammes*.

Le sirop balsamique est généralement administré pur, on peut cependant le délayer dans une petite quantité de tisane appropriée à la nature de la maladie.

La poudre balsamique de phellandrie peut se mêler au sirop de notre composition, de manière à former une espèce de confiture, et ce mélange, en augmentant les doses de phellandrie, accroît l'énergie de son action, et rend l'administration du médicament plus facile. Une cuillerée de sirop suffit pour délayer deux cuillerées de poudre, soit le double en volume.

Veuillez ne pas perdre de vue qu'une cuillerée à bouche contenant quatre cuillerées à café, ces dernières représentent en *sirop balsamique* 25 centigrammes de semences de phellandrie, tandis qu'une même dose de *poudre balsamique* en renferme le double, soit 50 centigrammes.

Je serais heureux, Monsieur le Docteur, si, encouragé par les observations concluantes que nous ont laissées de savants et habiles praticiens, vous vouliez bien faire l'essai de mes préparations, en ayant soin de choisir parmi vos malades ceux qui se trouvent dans les conditions voulues pour jouir des bons effets de cette médication.

Dans l'espoir que vous accueillerez avec intérêt cette communication, je vous prie d'agréer, Monsieur le Docteur, l'assurance de mes sentiments respectueux et dévoués.

BELUGOU,
Pharmacien de 1re classe.

Montpellier, le   1855.

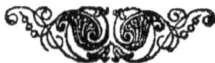

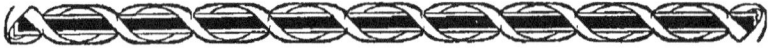

DE L'EMPLOI MÉDICAL

DES

SEMENCES DE PHELLANDRIE.

LE professeur Baumes, dans un article sur les vertus
du phellandre aquatique (*Annales de la Société de
médecine pratique*, février 1808), dit : « L'utilité des
graines de phellandrie (1), dans le traitement de la
phthisie pulmonaire, a été annoncée par une Notice
du docteur Stern. Hertz et autres praticiens, parmi
lesquels on compte les médecins Schuerman et Struve,
l'ont employée avec un tel succès, que Messieurs les
Docteurs n'hésiteront pas à vérifier ces observations,
auxquelles l'autorité de MM. Thomassen et Thuessing
donne beaucoup de poids. »

Ernsting, dans son *Traité*, publié à Brunswick en

---

(1) Phellandrie, phellandre, *phellandrium aquaticum*,
plante de la famille des Ombellifères.

1739, vante la phellandrie comme une véritable panacée. Le médecin hollandais Thuessing a regardé les semences de phellandrie comme jouissant d'une action tonique spéciale sur les poumons, et pouvant être très-utile dans les affections catarrhales chroniques et la coqueluche. Thomson, médecin danois, dit qu'elles agissent sur les poumons comme calmantes et expectorantes. Il a même reconnu dans les crachats, chez ceux qui en font usage, l'odeur qu'elles y laissent. Elles ne guérissent pas, dit-il, la phthisie bien confirmée, mais il est certain qu'elles en arrêtent les progrès, diminuent l'intensité des symptômes, tels que la toux et l'expectoration.

Les moyens les plus importants, dit Hufeland, en parlant de la phthisie pulmonaire purulente, ceux dont l'expérience a constaté l'efficacité dans certains cas, sont les semences de *phellandrium aquaticum*, dont j'ai moi-même reconnu les vertus spéciales (1).

Lange dit avoir observé que la phellandrie fait cesser l'hémoptysie, qu'elle arrête le développement des tubercules pulmonaires, qu'elle s'oppose à leur ramollissement, et contribue, enfin, à la cicatrisation des cavernes.

Bertini rapporte le cas d'une consomption pulmonaire parvenue au dernier degré, et guérie par l'emploi de ces semences ; la diarrhée et les crachats diminuè-

---

(1) *Manuel de médecine pratique* par Hufeland, traduction de Jourdan, page 324.

rent sensiblement au bout de peu de jours de leur usage, et l'état général s'améliora.

M. le docteur Sandras, médecin de l'hôpital Beaujon à Paris, a publié un Mémoire sur le *phellandrium* dans le journal l'*Union médicale*, 1848.

Les semences de phellandrie, dit M. Sandras, administrées à des doses progressives, ne produisent jamais de vomissement ; les facultés digestives n'en sont point troublées, et elles ne produisent aucun désordre dans aucune des fonctions importantes du cerveau ou d'autres organes. Il a vu des malades en continuer l'usage régulier pendant plusieurs semaines et même plusieurs mois, sans aucun inconvénient.

Voici maintenant ce qu'il a observé de leurs effets thérapeutiques :

J'ai employé, dit-il, avec succès le phellandre dans les affections pulmonaires tuberculeuses et les catarrhes bronchiques chroniques. On ne peut, ajoute-t-il, à cause de l'obscurité des signes réels de la phthisie commençante, être sûr que c'est bien cette maladie qu'on a enrayée. Comme médecin, j'ai, grâce au phellandre, éprouvé quelquefois une vive satisfaction en voyant revenir à la vie commune des malades qui réunissaient à mes yeux toutes les probabilités d'une phthisie commençante ; mais, comme homme de science, je me garderai bien de soutenir que mon diagnostic probable a été posé sur une tuberculisation réelle, dans le cas où le phellandre, employé au début, m'a réussi. Malgré les doutes que la guérison m'a laissés sur la nature du mal, ces faits sont assez importants

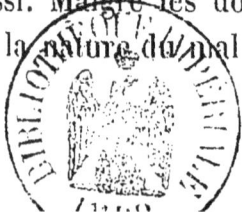

pour que j'en tienne grand compte, et pour que je conseille vivement l'emploi du *phellandrium aquaticum*, au risque de ne pas compléter l'observation, comme disent les anatomo-pathologistes.

Dans un état avancé de la maladie, le phellandre est, suivant M. Sandras, un palliatif précieux.

Les phthisiques, affectés de fontes tuberculeuses et du dépérissement qui s'ensuit, n'ont pas plutôt usé, pendant une huitaine de jours, de la phellandrie qu'ils se sentent mieux; ils ont cessé de souffrir; ils renaissent à l'espoir et presque au bien-être. L'expectoration est devenue à la fois moins abondante et plus facile, la fièvre a diminué ou disparu, la diarrhée s'est amendée, l'appétit renaît, et, en même temps, le sommeil répare mieux les forces. Cette amélioration se soutient, en général, d'une manière notable. M. Sandras a noté, en outre, que les malades sont bien moins tourmentés par la diarrhée colliquative, qu'ils sont plus rarement pris d'hémoptysie et de pleurodynies, que leur agitation de la nuit, et surtout leur toux du matin, ont subi une grande amélioration.

« Depuis que je soumets mes malades à ce traitement, dit M. Sandras, je les vois presque tous endurer la phthisie; ils ont cessé de subir la progression ordinaire du dépérissement qui les menaçait, et, dans l'immense majorité des cas, ils se conservent merveilleusement sous tous les rapports pendant les mois qui, sans ce traitement, seraient *dévolus* à la consomption. »

Quand les sujets sont jeunes, l'amélioration peut aller plus loin. M. Sandras rapporte l'histoire d'un jeune homme et d'un enfant guéris, malgré l'existence de cavernes dans les poumons. Il dit avoir vu, à l'Hôtel-Dieu annexe, un jeune romain reprendre toutes ses fonctions assez bien pour pouvoir retourner dans son pays. Ce sont là des faits exceptionnels, il est vrai ; mais, dans les cas les plus graves, on épargne au moins aux malades de longues souffrances, et on prolonge incontestablement leur vie.

Les guérisons sont nombreuses dans les cas où la tuberculisation est commençante ou simplement probable. Dans ces cas, la phellandrie, aidée des autres médicaments nécessités par l'état général et par les antécédents, contribue singulièrement à l'amendement des symptômes. Dans les catarrhes pulmonaires chroniques, la phellandrie produit, en général, ses bons effets au bout de peu de jours. Elle convient surtout dans les bronchites des vieillards, lesquelles viennent avec les froids humides, et ne disparaissent généralement que par les temps doux ; elle met fin chez les jeunes sujets lymphatiques, et sans réaction, à ces quintes de rhume qui les tourmentent si longtemps. Ordinairement on voit, sous son influence, la toux et l'expectoration du soir et du matin s'amender progressivement.

M. Michéa, dans le *Bulletin de thérapeutique*, 1848, confirme les résultats annoncés par M. Sandras.

J'ai un assez grand nombre de fois, dit-il, mis en usage les semences de *phellandrium aquaticum* dans les bronchites ou catarrhes chroniques, dans la phthisie pulmonaire, dans l'asthme et autres affections de poitrine, et, je dois le dire, j'en ai obtenu des avantages très-notables. Ces semences sont à la fois stimulantes et sédatives ; elles calment la toux, et elles diminuent ou font cesser l'oppression en facilitant l'expectoration. Je ne suis même pas éloigné de croire qu'elles exercent une influence toute spéciale, une action que nul autre médicament ne peut remplacer, sur les organes de la respiration. Quelques faits m'ont prouvé que Lange ne se trompait pas, en disant qu'elles font cesser le crachement de sang, qu'elles arrêtent le développement des tubercules pulmonaires, qu'elles peuvent s'opposer au ramollissement de ces tubercules et contribuer à la cicatrisation des cavernes.

M. Michéa rapporte trois faits remarquables à l'appui de l'efficacité des semences de phellandrie dans les affections de poitrine :

1° Un jeune homme de 25 ans, né d'une mère phthisique, phthisique lui-même au moins au premier degré, amaigri, crachant le sang, etc., etc., prend les semences de phellandrie durant l'espace de six semaines. Les symptômes les plus graves disparaissent peu à peu ; la matité du son et l'obscurité du bruit respiratoire sous la clavicule droite ont rétrogradé, le malade reprend chaque jour de l'embonpoint.

2° Cas de catarrhe pulmonaire chronique opiniâtre, que rien n'avait modifié et que cependant la phellandrie aquatique a enlevé en deux mois.

3° Malade affecté d'asthme dont les accidents, dissipés par l'emploi de la semence de cette plante, ne sont pas revenus depuis plusieurs mois.

Quant à la dose des semences de phellandrie aquatique et à la meilleure forme sous laquelle on peut les administrer, voici, dit M. Michéa, ce que l'expérience m'a appris : on peut, à la rigueur, faire prendre le médicament réduit préalablement en poudre, deux fois par jour, à la dose de 5 décigrammes, mais les malades prennent ce médicament avec dégoût. Sous forme de sirop, son emploi est moins désagréable. De cette manière, qui est d'ailleurs plus commode, l'effet médicateur m'a semblé plus rapide. Il faut donner au malade de deux à quatre cuillerées à café par jour ou deux cuillerées à bouche, et en continuer l'usage pendant l'intervalle de six semaines à deux mois. Ce n'est guère qu'au bout de ce temps que les résultats salutaires en sont très-appréciables.

M. le docteur Rothe, de Guhran, après une longue expérience du *phellandrium aquaticum*, affirme que c'est un moyen très-précieux dans les cas de toux chronique due à une augmentation d'irritabilité de la membrane muqueuse des voies aériennes, compliquée d'une sécrétion de mucus plus ou moins abondante. Le même médecin a retiré des avantages remarquables de l'emploi du même moyen dans beaucoup de cas de toux catarrhale entretenue par une prédisposition à la dégénérescence tuberculeuse. « Il faut reconnaître, dit-il, que ce médicament contient des principes narcotiques qui calment comme l'opium, sans donner lieu aux effets consécutifs désagréables qui accompagnent l'administration de ce dernier. »

M. Rothe pose en principe que la phellandrie est

particulièrement indiquée chez les sujets débiles et à
système nerveux très-irritable. Plusieurs fois il l'a
prescrite avec le plus grand succès chez les femmes
hystériques pour arrêter rapidement une toux d'irrita-
tion très-fatigante et véritablement inquiétante, qui
avait duré des mois entiers, en résistant opiniâtrément
à tous les autres moyens employés. Lorsqu'il existe des
lésions organiques dans les poumons, on peut au moins
en attendre un secours palliatif aussi puissant qu'avec
les autres agents thérapeutiques qui ont été conseillés
jusqu'à ce jour. (*Abeille médicale*, 1845.)

Les semences de phellandrie aquatique sont très-
employées en Allemagne, dans la médecine vétérinaire,
contre les affections chroniques du poumon du cheval.
On la prescrit avec succès à la dose de 15 à 30 grammes
chaque jour.

En présence de tels résultats, la phellandrie doit
être tirée de l'oubli. La plupart des médecins français
la regardaient comme tombée en *désuétude,* après avoir
été *autrefois préconisée;* formule banale adoptée par
les auteurs de matière médicale, qui rejettent des
remèdes indigènes qu'ils n'ont jamais essayés. Il n'en
serait peut-être pas ainsi si les médecins avaient
sous leurs yeux des ouvrages traitant d'une manière spéciale des vertus médicales de nos plantes
indigènes. Ils ne croiraient peut-être plus qu'on
ne peut pas guérir les fièvres sans le *quinquina;*
provoquer les vomissements sans l'*ipécacuanha;* arrêter la dyssenterie sans le *simarouba,* les hémor-
rhagies sans le *kino,* le *ratanhia,* le *sang-dragon;*

tarir certains écoulements muqueux sans *cubèbes*, sans *copahu;* déterminer des évacuations alvines sans *aloës, gomme-gutte, scammonée;* remédier aux désordres que fait naître la syphilis sans *squine, gaïac, salsepareille;* enfin, qu'il n'est plus permis de médicamenter les populations européennes sans recourir à une foule de substances étrangères, toutes acquises et importées à grands frais.

La Société de médecine de Marseille avait compris toute l'utilité d'une révision et d'une juste appréciation de la matière médicale indigène, lorsqu'elle mit au concours de 1846 la question suivante : « *Des ressources que la flore médicale indigène présente aux médecins de campagne.* »

Le *Traité pratique et raisonné de l'emploi des plantes médicinales indigènes*, par F.-J. Cazin, médecin à Boulogne-sur-Mer, qui répondit à cette question et valut à son auteur la médaille d'or, est sans contredit un des meilleurs ouvrages sur cette matière.

Ce médecin distingué, qui, dans une longue pratique médicale, a souvent pu juger par lui-même des propriétés médicinales des plantes indigènes, nous écrivait, dans une lettre à propos de la phellandrie : « J'accepte comme fondées les propriétés spéciales de la phellandrie contre la phthisie pulmonaire et l'asthme, parce que mon expérience personnelle est venue confirmer celle de quelques auteurs qui m'ont précédé, et dont l'autorité avait appelé mon attention. La phellandrie est assurément une plante précieuse dans les diverses périodes de la phthisie pulmonaire ; je l'ai employée

avec un succès incontestable dans cette affreuse maladie. J'ai obtenu des guérisons dans la première période,
toujours de grandes améliorations dans les autres ; des
améliorations telles, que l'on a pu pendant plusieurs
mois croire à un rétablissement complet. Quand une
profonde lésion existait, le terme arrivait au moins
plus tard. Je suis aussi parvenu à dissiper les symptômes de l'asthme, ou à éloigner considérablement les
accès par l'usage de la phellandrie. »

Il faut, nous dit M. Cazin, dans le plus grand nombre
des cas, augmenter graduellement les doses et arriver à
administrer de 10 à 12 grammes par jour. Cependant le
médecin doit bien surveiller cette médication, car j'ai
rencontré deux faits (une jeune personne de 17 ans et
une dame de 38 ans atteintes d'une bronchite chronique), où la semence de phellandrie n'a pu être portée à
plus d'un gramme sans produire des symptômes de
narcotisme très-prononcés. Ces cas sont rares et tien-
nent à l'idiosyncrasie des personnes.

Je me suis très-bien trouvé, ajoute-t-il, de l'emploi simultané de la phellandrie et de l'huile de foie de
morue. La première a une action spéciale sur les voies
aériennes ; la seconde modifie tout l'organisme, et lui
apporte des matériaux de reconstitution.

En terminant, nous dirons à propos des semences
de phellandrie, que si les médecins français n'ont pas
été amenés à sanctionner par leur propre expérience
les faits cliniques publiés par Hufeland et autres praticiens étrangers, faits que des observations récentes
semblent confirmer, c'est parce qu'on n'avait pas songé

à rendre moins désagréable l'ingestion de cette substance médicamenteuse.

Les formules des préparations de phellandrie connues jusqu'à ce jour, prouvent qu'on n'a nullement cherché à masquer le goût naturel de ces semences. La poudre composée que le docteur Hirschel emploie contre les rhumes et la phthisie, n'est qu'un simple mélange de ces semences avec le sucre de lait, la gomme et le salep. L'électuaire du docteur Sandras et les sirops proposés par le docteur Mialhe et par M. Thélu, pharmacien à Dunkerque, sont autant de médicaments que les malades ne prennent qu'avec la plus grande difficulté.

Notre sirop balsamique de phellandrie est, au contraire, très-agréable à prendre, et rappelle par son arome le sirop de Tolu.

La poudre balsamique de phellandrie est moins agréable que le sirop, ce qui tient à la quantité de semences de phellandrie qu'elle contient. Cependant, en la mêlant avec notre sirop pour en former un électuaire, on arrive à en modifier le goût d'une manière très-avantageuse.

De tout ce qui précède, on peut conclure que nos préparations balsamiques de phellandrie seront certainement employées avec succès contre la phthisie pulmonaire, les affections catarrhales chroniques, l'asthme, la coqueluche, l'hémoptysie, les diarrhées colliquatives, et autres accidents liés à la fièvre hectique ou de consomption.

Nous désirons vivement que Messieurs les Docteurs

en médecine veuillent faire des essais et juger par eux-mêmes des avantages que présentent nos préparations médicinales. Les succès qui *nous sont signalés déjà* par plusieurs praticiens, nous garantissent ceux qui donneront à ces remèdes une valeur réellement supérieure dès que leur emploi sera généralisé.

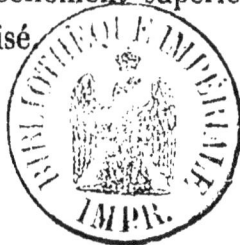

Montpellier, imprim, de P. Grollier.

www.ingramcontent.com/pod-product-compliance
Lightning Source LLC
Chambersburg PA
CBHW050445210326
41520CB00019B/6070